実体験に基づく
強迫性障害克服の鉄則35

田村浩二 著

はじめに

私は長年、強迫性障害（ＯＣＤ）と言われる精神障害に悩まされてきました。

ご存じかもしれませんが、この障害は非常に辛く、捉われた者は、まともな社会生活を送る術をどんどん失っていきます。また、この障害に苦しんでおられる患者さんは、潜在的なものも含めると、かなりの数の人がおられると言われています。

私は、いくつかの書物や自分自身の工夫により、この強迫性障害を克服して参りました。

そこで、是非とも私の体験を活かしたいと考え、体験した者にしか分からない、精神科医とはまた違った視点で、この障害を克服するコツを著したいと考えるようになりました。

私が強迫性障害から解放される過程で感じたこと、これは有効に使えると思ったことを35項目ピックアップし、これらの症状に苦しむ人々のための行動指針（マニュアル）を作成しました。

したがってこれは、読む本というよりは、まさしくマニュアルを作成したつもりですので、ボリュームは、かえって必要ないと判断しました。できるだけシンプルで、持ち歩けるようなものが作りたかったのです。

薬などは確かに、精神科医でないと処方できませんが、強迫性障害を治す手助けは、なにも医者でないとできないわけではないと常々考えております。むしろ、その分野に明るくない精神科医に掛かるくらいなら、体験者の体験談を聞いた方が余程効果的だと考えます。

私が著した35項目は、強迫性障害に苦しむ人々の有効な行動指針となり得るものと思っております。

目次

⑧考えてはいけない。頭の中で、あれこれ考えたり、回想したりしないこと。考えれば考える程、正解から遠ざかる。強迫性障害の人は、とにかく物事を深く考え過ぎである。 31

⑨強迫性障害に陥る人は、とかく自分に不利なように状況を解釈しがちになることを心得るべし。 33

⑩安心しようとして行う行為は、必ず新たな不安を生み出す。つまり、強迫観念は飛び火する。 34

⑪「何がなんでもこうしよう」はダメ。「できるだけのことをしよう」くらいが丁度良い。100%を目指してはいけない。80%で満足すべきである。 36

⑫強迫観念を無視しても、恐れているようなことは何も起こらない。 38

⑬恐怖に突入する方が、恐怖から逃げ回っているよりも楽である。 41

⑭強迫観念が消えるまでには、タイムラグがあることを心得るべし。 43

78 ㉚本当は、強迫行為を行うことの方が、強迫行為を行わないことよりも、遙かにしんどいことである。

79 ㉛小さな一歩は、大躍進への一歩である。

80 ㉜強迫行為がいかにバカバカしいものかは、強迫行為を止めてはじめて分かるものであって、そのことをいくら頭で理解しようとしても無理である。

81 ㉝数字や迷信、ジンクス等にこだわり過ぎてはいけない。

82 ㉞所詮すべてはただの強迫観念だ。現実とは何の関係もない。

83 ㉟これらの鉄則も、実行しなければ意味がない。

強迫性障害とは

強迫性障害（obsessive compulsive disorder　OCD）とは、自分でもコントロールの利かない不快な考え（強迫観念）が頭に浮かび、その不快な考えや気分を振り払おうとして、様々な行為（強迫行為）を行う、一連の精神的な障害である。

強迫観念の症状については、大まかには分類できるものの、人によって実に様々な症状があり、それに伴う強迫行為も様々で、その人特有の儀式的な強迫行為を伴っている場合もある。

この障害に捉われた者は、焦り、落ち込み、自分でもどうしてよいか分からなくなり、正常な社会生活が営めなくなる場合もある。一方、医者の方でも、一部の専門家は別として、この病気に対して十分な認識を持っておられない方が存在するのも事実である。

こうして、これらの人は、自分達が恐れている場所や人に近付きたくない(強迫禁止)ため、人と疎遠になり、行動範囲も実に限られた狭い範囲に留まってしまうのである。中には、家から一歩も外出できなくなる人もいる。

しかし、この障害の最大の特徴は、これらの人達が、症状は確かに常軌を逸しているものの、それ以外のことについては全く正常な人と同じように、あるいはそれ以上に優れた能力を持っているということである。

また、他の精神病と決定的に違う点は、自分達の症状が、明らかにおかしいということを本人達が知っている点である。強迫観念や強迫行為が、客観的には実にバカバカしいもので、人から見れば奇妙に思われるという感覚も持っている。

だが、心から湧き上がる衝動が、余りにも激しいため、おかしい、やり過ぎていると分かっているにもかかわらず、様々な奇妙な行動を起こしてしまうのである。

それは、人によっては、過度な手洗い行為であったり、点検や確認行為、あるいは何か儀式的な呪文を唱えたりすることであったりする。

そして、一度その罠に塡《はま》ったら最後、そう簡単にはそこから抜け出せなくなってしまう、非常にやっかいな精神障害と言える。

しかし、治らない病気ではなく、一定のルールに素直に従い、実行できれば、必ず良くなると言ってよい。

そこで、以下に、私の体験に基づく、その行動指針となる鉄則を、35項目にまとめてみた。自分達の症状に当てはめて、実行に移していただきたい。

①今、やろうとしていることが、強迫行為かどうか、少しでも迷ったら、それは強迫行為である。

強迫観念が起こる。その強迫観念を消すために、ある行為を行いたくなる。

それは、人によっては、手を洗うことであったり、ガスの元栓や戸閉まりを再確認したり、あるいは何かおまじないのような呪文を唱えたりすることである。

しかし、それが時に、本当に必要な行為なのか、単なる強迫行為であり、やる必要のないものなのかの区別が、非常につきづらい時がある。

例えば、外出する際に、玄関の鍵を閉めて出ようとすると、ガスの元栓を閉めたかどうかや、窓の鍵を閉めたかどうかなどが気になり、もう一度家の中に入り、確かめたとしよう。ここまではまだ普通の行為と言える。そして確認を済ませ、再び外出しようと玄関の鍵をかけようとすると、今確認したばかりなのにまた不安が襲ってくる。これが強迫観念である。今確認して大丈夫だと思ったのに、確信が持てないのである。一度確認したのだから間違いない、という気持ちの一方、「もしかしたら」という不安感から、再び家の中に戻って確認したい衝動に駆られるのである。

そういう場合は、今自分が駆られている衝動は、強迫行為への衝動か、それとも本当にやらなければいけない必要な行為なのかの判断が、非常につきにくい。

結論から言うと、そのような迷いが少しでも生じた時、それは強迫行為である。なぜなら、本当に必要なことなら迷ったりはせず、もっとスムーズに事に着手できるはずだからである。しかし、その迷っている最中に、これは強迫観念だ、今やろうとしていることは強迫行為なんだと割り切り、その場から立ち去るのは容易なことではない。

そういった場合、強迫性障害の人が陥る罠が一つある。それは、安心しようとして、頭の中で回想したり、現場検証を行うことである。これをやり始めると、本人にとって不利な状況証拠が次々と現れてくることになる。そして、安心を得ようとして行った現場検証や確認行為が、結果的に裏目に出てしまうのである。

また、不潔を恐れる人が、「触られていない」から始まって、「いや、もしかしたら、触られたかもしれない」に変わり、やがては、もう触られたかどうかが全く定かでなくなり、もしかしたら触られたかもしれないという、僅か数パーセントもない確率に、気持ちが殆どいってしまうケースがある。こうなってしまうと、もう現実がどうであれ、自分の気分の悪さを打ち消すことしか考えられなくなり、慌てて手を洗ったり、着ていた服を洗濯したりといった行為に走ってしまうのである。

したがって、最も重要なことは、最初の時点で、「これは強迫観念だ、強迫行為なんか行う必要はないんだ」と自分に言い聞かせ、何か他のことに着手したり、さっさと出かけたりすることである。不安が大きく膨らむ前に、小さな芽の段階で摘み取ってしまうことが重要なのである。

そうすることによって、最初は不快感が続くが、時間とともに、やがて薄れていく感じがするものである。反対に、強迫行為をしてしまったら、泥沼に塡ってしまい、どんどん正しい判断ができなくなり、際限のない苦しみに苛《さいな》まれることになる。

今、駆られている衝動が、強迫行為なのかどうなのか、少しでも迷ったら、それは間違いなく強迫行為である。無視して前進しなくてはいけない。

②少なくとも、強迫行為をしようかどうか迷った時は、絶対してはいけない。

これも先程の鉄則①と類似したことになるが、①の場合は、本人が今やろうとしていることが、強迫行為なのかどうかの判断がつきにくいことに対して、②の鉄則は、今やろうとしていることが、明らかに強迫行為だという「自覚」がある場合である。

今、駆られている衝動が、強迫行為への衝動だという自覚があり、それを行うべきか、やめておくべきかの瀬戸際に立たされている状況を指す。

ある強迫観念が起こる。強迫行為を行いたい。しかし、経験上、強迫行為を行えば、また新たな強迫観念に駆られたり、泥沼に塡ってしまうことを知っているため、強迫行為を行うことを躊躇することがある。一方、強迫行為を行わなかったら、それはそれで、非常な苦痛と戦わなければならなくなるため、そこで葛藤が生じるのである。強迫行為を行いたい、でももしかしたら、しばらく放っておけば静まるかもしれない。そうすれば、もう強迫観念の泥沼に塡らなくて済む。しかしこのまま放っておくのも苦しい。ああ、いったいどうすればよいのか、と自問自答してしまう。

　このような場合はどうすればよいか。答えは、強迫行為は行わず、我慢することである。なぜなら、一つの強迫行為は、一時的には安心感を得られるが、長期的には必ず次の強迫観念につながっているからである。ここの、「長期的には」、というところに、本人がなかなか気づいていないことが多い。強迫行為を行うことによって、その場は安心を得たとしよう。しかし、同じような状況に直面した時、必ず同じ強迫観念が起こるのは当たり前ではないか。

それは、一種の条件反射であり、その人特有の癖になっているからである。自分自身で条件反射のメカニズムを作っていると言ってもよい。

③強迫行為を行わなかった時の不快感に騙されてはいけない。不快感は、時間とともに薄れる。

強迫行為を行わなければ何事も手に付かず、物事に集中できないため、強迫行為をしたくなる。その衝動は余りにも激しく、本人の意志ではなかなかどうにかできるものではない。

しかし、最初は気になって、他の事に集中できなくても、無理矢理にでもやっていると、徐々に不快感が薄れていく感じが得られるものである。そうなれば、強迫観念に対する捉え方、感じ方が変わり、以前よりも強迫観念をコントロールし易くなる。

強迫観念を無視して、強迫行為を行わなかった場合、確かにしばらくは、他の事に集中できなくなり、能率や生産性が落ちるのも事実かもしれない。しかし、そこを我慢していると、強烈な恐怖感や不安感は次第に薄れ、徐々にではあっても、本来やるべき事に再び集中できるようになる。その時にはもう既に、先程感じていたような強い不安感は感じられなくなり、むしろ、ささやかな喜びすら湧いてくる時がある。それはもちろん、強迫性障害に打ち克ったという、勝利の喜びである。

④強迫行為を続けている限りは、強迫性障害は治らない。

これも、今まで述べてきたこととすべて関連するが、一つの強迫行為は、短期的にも長期的にも、必ず次の強迫観念につながっている。

強迫行為によって得られる安心感は、あくまで一時的なもので、本当の安心ではない。例えば、真面目な人ほど多い症状として、「読神《とくしん》恐怖」と言われる強迫観念がある（一般的に、強迫性障害になる人は、真面目で几帳面な人が多いと言われている）。これは、神様や仏様、神社仏閣等に対して過度の意識を払い、無礼があってはならないと神経過敏になるものである。

神社やお寺等で、手を合わせた瞬間、何か変な考えが浮かんだとする。慌ててその考えを打ち消そうとすればする程、意識が強く働き、自分は神様の前で、何て不謹慎なことを考えているんだ、このまま放っておけば、もしかしたら罰が当たるかもしれないと思い、その場で謝ったり、手を合わす行為を一からやり直したりする。今度は、改めてやった謝り方が気にくわず、二度、三度と謝っても、どんどん気が済まないようになっていく。やがて、その場（神社の境内等）から動けなくなり、長時間同じ場所に居続け、本人は、それがまた、人から奇妙に見られているかもしれないことを分かっているため、余計に焦るのである。

そして、やっとの思いで納得ができたような気になり、その場から離れられたとする。しかし、振り返って数メートルも歩いたところで、また再び新たな不安が襲ってくる。いったい自分は何をやっているんだという呆れた気分と同時に、必死の思いで強迫行為を繰り返すことになる。

再三の強迫行為の末、なんとかその場は安心を得て帰ったとしよう。しかし、その次に同じ場所（あるいは別のお寺や神社でも同様だが）へ行った場合、おそらく必ずと言っていい程、同じような強迫観念に襲われるはずである。また、以前非常に苦しい思いをした経験があるだけに、本人は、その場に近づく前から恐怖を感じてしまうはずである。そして、それは明らかに神経過敏となり、必要以上に意識してしまうため、同じような強迫観念が現れても不思議なことではない。そうなれば、また一からあの苦しい強迫行為を行わなければならない。

そもそも今回の強迫観念の原因を作っているのは、間違いなく前回訪れた時に行った強迫行為である。その時は、それで切り抜けられたかもしれないが、その代償が今回やってきたのである。したがって、大切なことは、なんとなく自分でも奇妙な行為だな、人から見ればおかしいだろうな、と思うことは、絶対行わないことである。

少なくとも、そのようなことで、神様や仏様がお怒りになり、罰を当てられるなどということはあり得ない。私はこれを、「強迫行為のブーメラン作用」と呼んでいる。一つの強迫行為は、長期的には必ず次の強迫観念を生み出す原因になっていることを心得るべきである。

⑤手洗いや確認は一回までとし、それ以上は、どんなに強い衝動に駆られても行ってはいけない。

ここは、非常に重要なポイントである。なぜならここが、泥沼の強迫観念に陥るかどうかの瀬戸際だからである。

鍵やガスの元栓が気になり、外出時や就寝前にチェックすることは、誰もが行う行為であり、別に不思議なことでもないし、むしろ生活の安全上必要なことと言える。しかし、強迫性障害の人は、一回の確認では気が治まらず、何度も鍵がかかっているか、ガチャガチャとノブを回してみたり、じっと元栓を眺めたりといった行為に走ってしまう。

一度確認すれば、もう鍵がかかっていることは確かだという気持ちはあるのだが、すぐに「もしかして」といった不安感が襲ってくるため、本当はもう必要ないのにも拘らず、また確認してしまうのである。

したがって、絶対してはならないのは、二度以上、手洗いや確認を行うことである。一度確認したのならもうそれで十分、１００％鍵はかかっているし、手を洗う必要もない。

どんなに激しく、もう一度確認しろ、もう一度手を洗え、といった心の囁きが襲ってきても、「一度確認したのだから間違いない。この囁きは嘘の囁きだから、無視して前進すべき」と自分に言い聞かせ、外出したり、他の事に着手すべきである。

その際、大事なことは、頭の中で絶対回想しないこと。確かに鍵はかけた、確かに奇麗に手を洗ったなどと、頭の中で安心を得ようとして回想しないこと。この行為は、新たな不安材料を生み出す危険性をはらんでいるので、要注意である。できるだけその事については考えずに、他のことに気持ちを切り替えるべきである。そうすれば、やがて「鍵はかかっている。しっかり手洗いを済ませたのだから、もう洗う必要はない」と思える時が意外と早く訪れるものである。そうなれば、「ああ、一度の確認や手洗いで止めておいて本当に良かった」と心から思えるし、強迫観念に打ち克ったという喜びをも味わえるようになる。

そもそも過度の手洗いや確認をすることが、どれ程その人の人生をメチャクチャにしているかを冷静に考えてみてほしい。私も、過度の確認行為は経験済みである。しかし、ある時ふと思ったのが「こんなにしつこく確認して、ヘトヘトに疲れるくらいなら、もういっそのことどうなってもいいや。これだけ確認したのだから、無責任なようだが、後のことはどうなろうと知ったことではない」ということであった。

強迫性障害の人は、このくらい、いい加減な方が丁度良いのではないだろうか。なぜなら、それらの人は、少なくとも最初の一、二回の確認時点で、間違いなくガスの元栓や戸閉まりを行っており、それ以降の確認への衝動は、必要のない単なる強迫観念だからである。

⑥どんなに気になっても、後戻りして現場検証をしてはいけない。

例えば、車を運転中に、何かに乗り上げた感触がしたとする。普通なら、「石か何かに少し乗り上げてしまったのかな」くらいにしか思わないものを、ある強迫性障害の人は、「人を轢いてしまったのではないか」と思ってしまうのである。そして、バックミラーで確認したり、一旦は車を前進させたものの、非常に気になり、車をその現場まで戻し、確かに人を轢いていないことを確かめるため、現場検証を始めるのである。本人も、心のどこかでは、何をバカな事をやっているんだ、人なんか轢いているわけないじゃないか、と思っているのだが、「もしかして」という思いが強くはたらくために、その思いに負けてしまい、大切な時間を無駄に使ってしまうのである。

　しかし、一旦戻ってしまったら最後、次々に不安材料が出てきて、現場は何ともなっていなくとも、轢かれた本人が自力で病院へ行ったのだろうかとか、様々なバカバカしい観念が次々に浮んできて、その場から離れられなくなったりする。

　私は、人を轢いたかもしれないという感覚に捕らわれたことはないが、気になる場所まで車を戻したことはある。自分でも、一方では何てバカなことをしているんだという思いを感じながら、引き返せという強い衝動に負けてしまい、周囲を一周して、再び気になる現場まで車を戻すのである。

　そして、気になる箇所を検証し始める。しかし、そこが狭い一方通行の道などの場合は大変。なぜなら、後ろから車が来れば、十分な確認作業ができないからだ。そういう場合は、後ろの車に押し出されるように、一旦現場から離れ、再び一周してこなくてはならない。これは、非常に骨の折れる作業である。そのようなことを繰り返しているうち、気持ちはどんどん高ぶり、焦りにも拍車がかかり、強迫観念も執拗になってくる。そうなってしまえば、事実がどうであれ、気分の悪さの方ばかりが気になり、錯覚ばかりが一人歩きしてしまう。

したがって、自分でもそんなはずはないと少しでも思ったら、絶対現場へ戻って検証作業を行ってはならない。そのまま前進して走り続けなければいけない。最初は気になって仕方がないだろうが、やがて、大丈夫という気持ちの方に確信が得られるようになり、大切な時間を無駄に使うこともなくなるのである。

あるいは、不潔を極端に嫌う人の現場検証はこうだ。自分が不潔だと思っている人、あるいは物に、自分の体の一部分が触れたような気がしたとする。その場合、真っ先に思うことは、「しまった、自分としたことが何て不注意だったんだ、どうしよう」などである。不注意だった自分に後悔すると同時に、「もしかしたら触れられてないかもしれないぞ。確かこの辺を歩いてきたし、この物（人）はここにあるし、少なくとも5センチくらいは間隔が開いていたはずだ」などと、まるで鑑識が交通事故現場を検証するかのごとく、入念な検証作業を始めるのである。それもすべて、安心感を得たいがために、必死になって行うのである。

しかし、再三言うように、安心を得ようとして行ったこの現場検証が、良い結果をもたらすことはまずない。むしろ、不安が増幅することの方が圧倒的に多い。

したがって、気になっても、絶対に後ろを振り返ったり、後戻りして現場検証を行ってはいけない。

⑦とにかく慌てず落ち着くこと。そして、強迫行為をすぐに行わず、少なくとも時間を置くこと。

強迫観念に襲われた時、真っ先に考えることは、「なんとしてもこの強迫観念から今すぐ解放されたい。このような不快感が続けば、仕事や勉強が手に付かず、集中できなくなってしまう、大変なことだ。したがって強迫行為をしよう」である。

しかし、一旦強迫観念に襲われたら、残念ながら、直ちに不快感から解放される手だてはないといってよい。なぜならば、人間の感情というものは、本人でも自由にコントロールすることは困難だからで、もし、できるだけ早く不快感から解放されたいのなら、その事については何もせず、放っておくことが一番の近道なのである。

これを、直ちに打ち消そうと慌ててしまい、強迫行為を行うと、どんどん焦りに拍車がかかり、強迫観念はますます悪化していく。

ここで重要なことは、まず慌てず落ち着くこと。直ぐに反応することを止めることが大切である。早い場合であれば、その一呼吸の間だけで、強迫観念に対する捉え方が変わる場合がある。そうなればしめたもので、「ああ、すぐに強迫行為を行わなくて良かった」と思えるようになる。

もちろん、その僅かな時間だけでは、依然不快感が持続し、強迫観念が薄れない場合もある。むしろ、そちらの方が殆どかもしれない。そんな時は、今少し待てたのだから、と自分に言い聞かせ、がんばってもう少しだけ強迫行為を我慢すること。その間、大事なことは、その強迫観念について、クヨクヨ考えないことである。できるだけ意識して、最初は無理矢理でもいいから、他のことに着手すること。

このようにして、強迫行為を行うまでの時間を少しずつ延ばしていくのである。そのうち、強迫観念に対する考え方、捉え方が変わってくるものである。

郵便はがき

料金受取人払郵便

新宿局承認

2524

差出有効期間
2025年3月
31日まで
（切手不要）

1 6 0-8 7 9 1

141

東京都新宿区新宿1－10－1

（株）文芸社

愛読者カード係 行

ふりがな お名前		明治　大正 昭和　平成　年生　歳	
ふりがな ご住所	□□□-□□□□	性別 男・女	
お電話 番　号	（書籍ご注文の際に必要です）	ご職業	
E-mail			
ご購読雑誌（複数可）		ご購読新聞 新聞	

最近読んでおもしろかった本や今後、とりあげてほしいテーマをお教えください。

ご自分の研究成果や経験、お考え等を出版してみたいというお気持ちはありますか。

ある　　ない　　内容・テーマ（　　　　　　　　　　）

現在完成した作品をお持ちですか。

ある　　ない　　ジャンル・原稿量（　　　　　　　　　　）

書　名				
お買上 書　店	都道 府県	市区 郡	書店名	書店
			ご購入日	年　月　日

本書をどこでお知りになりましたか?

1.書店店頭　2.知人にすすめられて　3.インターネット(サイト名　　)

4.DMハガキ　5.広告、記事を見て(新聞、雑誌名　　)

上の質問に関連して、ご購入の決め手となったのは?

1.タイトル　2.著者　3.内容　4.カバーデザイン　5.帯

その他ご自由にお書きください。

(　　)

本書についてのご意見、ご感想をお聞かせください。

①内容について

②カバー、タイトル、帯について

弊社Webサイトからもご意見、ご感想をお寄せいただけます。

ご協力ありがとうございました。

※お寄せいただいたご意見、ご感想は新聞広告等で匿名にて使わせていただくことがあります。

※お客様の個人情報は、小社からの連絡のみに使用します。社外に提供することは一切ありません。

とにかく、強迫観念が浮かんだら、まず絶対に慌てないこと。落ち着いて、「ああ、また新たな強迫観念に襲われたか。でも、とりあえず直ぐに反応することだけはしないようにしよう」くらいの余裕を持ってほしい。どんなに強迫行為への衝動が激しくても、直ぐに強迫行為を行わず、その場は耐えて、我慢することが大切である。

⑧考えてはいけない。頭の中で、あれこれ考えたり、回想したりしないこと。考えれば考える程、正解から遠ざかる。強迫性障害の人は、とにかく物事を深く考え過ぎである。

強迫観念に襲われた時は、とにかく頭の中で考えを捏《こ》ねくり回さない方が良い。初めに何となく大丈夫だという感じがしたら、それが正しい答えであって、そこから「いや、もしかしたら……」などと考え始めると、必ず間違った答えを導き出してしまう。

したがって、大げさに言ってしまえば、強迫観念に襲われた時は、考えることを停止しなくてはいけないのである。

強迫性障害の人は、初めのあらゆる考えや思いつきについて、しつこく考えすぎる傾向がある。最初に思い浮んだ強迫観念に対して、考えを詰め込みすぎるのである。物事をつきつめて、深く深く考えてしまう癖が付いているので、強迫性障害の罠に塡ってしまうのである。

これも、一種の習慣といってよい。したがって、物事を深く考えない癖を付けなくてはならない。これは、最初はかなり辛いし、意識して努力しなければなかなか難しいが、深く考えずに、考えを詰め込まないように意識して努力していれば、必ず良い癖が付いてくる。

「いけない、これ以上この事について考えてはいけない」と何となく思ったら、その思いに従って、考えたい衝動に駆られても、それ以上考えてはいけない。考えれば考える程、正解から遠ざかることを心得るべし。

⑨強迫性障害に陥る人は、とかく自分に不利なように状況を解釈しがちになることを心得るべし。

例えば、不潔を極端に嫌う人が、不潔だと思っている物、あるいは人に、実際には触っていなくても、側を通っただけで、触ってしまったのではないかと恐れおののくのがそれである。

初めは、「触ってはいないはずだ、触ったら感触として分かるはずだ」と自分に言い聞かせようとするのだが、直ぐに、「いや、服に触ったくらいなら感じないかもしれない。もしかしたら触られたかもしれない、どうしよう」となる。

こうなってしまうと、もう実際に触られたかどうかは、どれだけ考えても分からなくなるのは当たり前で、「もしかしたら」という思いから、僅か数パーセントもあるかないか（本当は限りなくゼロに近いはず）の確率の方に気持ちが集中してしまい、結果的に手を洗ったり、洗濯したり、シャワーを浴びたりといった強迫行為に走ってしまうのである。

このような場合は、ほぼ間違いなく本人の思い過ごしで、手を洗ったりシャワーを浴びたりする必要はない。

強迫性障害に陥る人は、このように、ほんの数パーセントあるかないかの部分にスポットライトを強く当て、過大評価し、慌てふためくのである。

したがって、強迫性障害の人は、考えれば考える程、自分にとって不利なように不利なようにと状況を解釈しがちになることを心得て行動しなければいけない。

⑩安心しようとして行う行為は、必ず新たな不安を生み出す。つまり、強迫観念は飛び火する。

強迫観念が起こり、不安に駆られる。そして、その不安を拭い去りたい衝動に駆られる。つまり、強迫行為への衝動である。しかし、強迫行為によって得られる安心は一時的なもので、強迫行為を行うことは、再び強迫観念が起こる種を蒔いているようなものである。本当の安心を得ようとするのなら、強迫行為は行わず、恐怖や不安が自然と通り過ぎるのを待つべきである。それも、できるだけそのことは考えないように努力して、積極的に他の事に手を出すことが重要である。その方が、強迫観念についてクヨクヨ考えを巡らしているよりは、ずっと早く新たな安心感が得られる。

　安心しようとして行う行為は、短期的、もしくは長期的に、必ず次の強迫観念につながる。これが短期的に現れた時は、強迫性障害の泥沼に塡り、強迫観念と強迫行為を繰り返すはめになるし、長期的にというのは、その場は安心して一旦は切り抜けられたとしても、また回り回って別の機会に、それらに関連した強迫観念が必ず現れるということである。

　本当の意味での安心が欲しいのなら、くれぐれも強迫行為は行わないことである。

⑪「何がなんでもこうしよう」はダメ。「できるだけのことをしよう」くらいが丁度良い。100%を目指してはいけない。80%で満足すべきである。

強迫性障害に陥る人は、完璧主義者が多いと言われている。少しでも不安が残っていると、落ち着かないため、その僅かな不安を拭い去ろうとして、様々な努力をする。裏を返せば、それだけ良い仕事がしたい、テストで良い点を取りたい等、良い成果を上げたいという欲求が、人一倍強いのである。しかし、再三言うように、それが新たな不安につながり、悪循環に陥ってしまうため、結果的に、より物事に集中できなくなってしまう。したがって、100%安心しようと焦ることは止め、概ね80%程度大丈夫なら良しとすべきである。その方が、生活全般に渡ってスムーズに事が運べるし、能率も上がるはずである。あまり細かい点に気を使いすぎると、物事全体の流れを悪くしてしまうことを心得るべきである。

80%で満足していれば結果的にうまく処理できたものを、残りの20%を貪《むさぼ》ったために、強迫観念と強迫行為の泥沼に塡ってしまうのである。

もちろん、他の一般的なこと、例えば学生なら、テストの点数は、後の20点を取るために努力すべきだし、仕事をしている人なら、お客様に対する対応が80点では良くないとは思う。しかし、こと強迫観念に関しては、絶対に完璧を求めてはいけない。

何がなんでも自分の思う通りにしようとする余り、周りの人々からどんなに奇妙な目で見られようとも、自分の気分の悪さを解消するためなら、血まなこになって強迫行為をやってしまう。それが実にバカげた行為であることは、自分でも十分承知しており、ましてや、人の目があるところで、自分の思い通りの強迫行為を行うことは、多大なるエネルギーを消耗することになるのである。経験者なら分かると思うが、本当に精根尽き果ててしまう程疲れるのである。

ここで、冷静に考えてみてほしい。これ程までにしつこく強迫観念に付きまとわれ、その度に強迫行為を繰り返してヘトヘトに疲れるのと、思いきって強迫観念を一切無視し、自由な生活を手に入れるのとどちらが幸せかを。明らかに後者であることは間違いない。

強迫観念に苦しむ人は、大きく分ければこのどちらかを選択するしかない。となれば、もうお分かりかと思うが、一切の強迫観念を無視し、それに伴う強迫行為を止め、自由な生活を手に入れる方が賢明と言わざるを得ない。

⑫強迫観念を無視しても、恐れているようなことは何も起こらない。

強迫性障害に悩まされている人は、ここのところの保証が最も欲しいのではないか。

しかし、この保証は、強迫性障害に関する本を読んで、知識とデータを頭に入れるだけでは不十分である。最も効果的なことは、自分で恐怖に突入し、自分で勝ち取ることである。

私も以前、車を運転中にある強迫観念が浮かび、それを打ち消す強迫行為を行わなければ、帰る途中に交通事故を起こすという心の囁きが生じたことがある。

私はしばらく葛藤したが、ここで強迫行為を行うと、また別の強迫観念に襲われ、正常な判断力がどんどん失われていくと思った。そしてむしろ、そちらの方にいつまでも気を取られている方が、運転上危険なのではないかと現実的に考え直し、その強迫観念は無視し、強迫行為も行わず、そのまま運転し続けた。

すると、次第に今までの考えが、実にバカバカしいものに思えてきて、結果的にも私は何事もなく、無事、家路に着くことができたのである。

また、ある時は、外出する際、今日はその服を着ていかない方が良いとか、その靴下は履いていかない方が良いなどと、心が囁く時もあった。正直なところ、私は何度もこの囁きに従ったことがある。しかし、一度そうすることによって、また同じように服の選択をする際、同じような強迫観念に襲われる羽目になってしまったのである。

しまいに私は、「服を決める際に、強迫観念の言いなりになっているなんておかしい、どんどん身動きが取りづらくなってきている」と思い、思いきって強迫観念を無視し、本当に着ていきたいと思う服を着ていったり、本当に履いていきたいと思う靴下を履いていったが、恐れていたようなことは何も起こらなかった。また、この体験は、次に服や靴下を選択する際に、強迫観念が起こりにくくなるきっかけを、自分で作っていることにもなっている。

このように、良い行動は、どんどん良い感情につながるし、やがては良い習慣が出来上がる。これとは逆に、悪い行動、すなわち強迫行為は、どんどん悪い感情や思考につながり、どんどん悪い習慣が出来上がってしまう。

強迫観念を無視しても、恐れているようなことは何も起こらない。信じて前進すべきである。

⑬恐怖に突入する方が、恐怖から逃げ回っているよりも楽である。

これは、何も強迫観念に限ったことではないかもしれない。「案ずるより産むが易し」という諺があるように、ごく一般的なことにも当てはまることであるが、強迫性障害の人は、自分達の恐れていることが、本当に現実となったら大変と思い、強迫行為への衝動が余りに激しいため、つい強迫行為をしてしまう。

そして、当初は数少ない強迫行為により、比較的直ぐに気が済んでいたものが、何回同じことを繰り返しても納得や安心が得られず、自ら作り上げた恐怖から逃げ回らなければならなくなってしまうのだ。それは正に戦戦兢兢とした状況で、神経は最大限にまで過敏となり、強迫観念が起こらないように起こらないようにと、まるで腫れ物に触るかのような慎重さで物事に接するのである。

しかし、こんなことをしていて気分の良いはずはない。多大な労力を消費し、ヘトヘトに疲れるのは当たり前である。そこで、どうせヘトヘトに疲れるのなら、一度、騙されたと思って恐怖に突入し、恐れていることに正面から立ち向かってみてはいかがなものか。

最初は恐くてたまらないかもしれないが、しばらくすると、今まで経験したことのないような安堵感が訪れるものである。強迫観念から逃げ回ることを止め、断固として正面から受けとめるのである。ここで勘違いしてほしくないのは、強迫観念を消そうとして努力するのではないということ。残念ながら強迫観念は、絶対に直ぐには消えない。厳密に言えば、強迫行為を行いたいという衝動と戦うのだ。

強迫観念が起こることは仕方のないことで、本人の力で、どうにかできるものではない。しかし、強迫行為を行うかどうかは自分次第である。残念ながら、コントロールできるのはこの部分だけである。

だが、この部分への対応を変えることによって、やがては強迫観念に対する考え方、感じ方も変ってくる。言い換えれば、強迫観念は、直接的にはコントロールできないが、間接的にはコントロールが可能であると言えるのだ。

⑭強迫観念が消えるまでには、タイムラグがあることを心得るべし。

何度も繰り返しになるが、強迫観念を直ちに消す方法はない。どんな薬を飲んでも無理である。それは、沸騰したお湯が直ぐに冷めないのと同じで、脳のある部分が一時的にオーバーヒートしているため、鎮静化するのには、時間が必要なのである。しかし、その熱が冷めるまでに、不安感に負けてしまい、強迫行為を行い、再び自分で加熱してしまう。これを繰り返しているうちは、いつまでたっても熱は冷めることはなく、不快感が継続する。

したがって、少しでも早く、熱を冷ましたいのなら、そこには手を加えず、放っておくのが最良の方法と言える。

このように、強迫観念が消えるまでには、必ずタイムラグが存在することを常に認識し、嘘の命令に従わないように気をつけなければいけない。

⑮微かながらでも大丈夫ではないか、なんとなく大丈夫ではないかと感じたら、大丈夫である。

強迫観念に襲われ、強迫行為への衝動に駆られた時、一瞬、微かながら、「これは強迫観念で、今駆られている衝動は強迫行為だ。やる必要はない、さっさとこの場から立ち去るのだ」という囁きが聞こえてくる時がある。これが正に、我々が従うべき善の声である。

これに対して、「いや、このまま放っておくと良くないぞ。気持ちも落ち着かず、仕事や勉強が手に付かないぞ」という囁きは、間違った声である。残念ながら、どちらかというと、こちらの間違った囁きの方が圧倒的に強い。

したがって、どうしても間違った囁きに負けてしまい、強迫行為を行ってしまう。しかし、何度も言うように、正しいのは微力ながらも、絶対にささやかな囁きの方である。微かながらでも、僅かながらでも大丈夫なような気がしたら、それは絶対放っておいても大丈夫なのである。

放っておけば、時間とともに、その微かな囁きの方が、勢力を増してくる実感が得られるものである。強く圧倒的な囁きに、絶対に従ってはいけない。微力ながらも囁いてくれている善の声に従うべきである。

⑯気にするから気になる。

これには、異論を唱えたい人がいるかもしれない。強迫性障害に悩む人達は、何も好き好んで気にしているから気になるのではない。気にしないでおこうと思っても、自然に思い浮んでくるのだから仕方がない、と思っているかもしれない。

私も、最初に思い浮かぶ強迫観念については、ひとまずそれらの意見に同意しよう。しかし、問題はそこからである。最初に浮んだ強迫観念についてはどうすることもできない（短期的には）が、その強迫観念について、できるだけ考えないように努力して、他のことに着手することは（非常に難しいことは私も経験上知っている）、必ずしもできないことではない。

言い換えれば、最初の強迫観念については、本人の責任の負うところではないが（実はこれも長期的には責任を負っている）、それ以降の強迫行為については、本人の責任の負うところのものである。

強迫行為への衝動の激しさは、私もよく分っているし、いくら押さえ込もうと努力しても、押さえられるような相手ではない。こちらの方の努力は、絶対報われることはない。我々が努力しなければならないことは、強迫観念を意思の力で押え込もうとすることや、強迫行為への衝動を押え込もうとすることではなく、強迫観念や強迫行為への衝動を無視し、何か他の事に着手する努力をすることなのである。

余談になるが、私は今これを書いている際中にも、隣の畑で農作業をしているおじさんの、トラクターのエンジンの音が気になっている。確かに音を気にすることによって、注意力は多少散漫にはなるが、だからといって、そのようなことで書くことを止めるのでは大切な時間がもったいないし、物書きの邪魔になるからといって、窓を開け、大声で作業を止めてくれなんて言えるわけもない。となれば、気になりながらも書き続けるしかない。どうしても集中できなくて困るというのなら、後で読み返して修正を加えれば良いだけのことである。強迫性障害の人達は、これくらいいい加減で丁度良いようにできていると言っても過言ではない。元々、根が真面目で、几帳面で、神経質で、非常に細かい点に気が付く性格であるため、多少いい加減になっても、他人や社会に害を与えるようなことは決してないといってよい。

気にするから気になる。これは真実である。最初の強迫観念や強迫行為への強い衝動を気にし、クヨクヨしてじっとしていたり、確認や現場検証といった強迫行為を行うから、いつまでたっても気になって仕方がないのである。

思いきって、気にしないように努力し、その時やらなければならないことを、気になりながらもやっていると、強い衝動は必ず薄れてくる。

以上のように、強迫観念に襲われた時は、素早く気持ちを切り替えることが必要で、その際のコツは、微かながらでも大丈夫ではないかという思いがしたら、その思いが正解で、そこにいろいろな考えを混ぜ合わせたものは間違いだということを、常に心がけることである。従うべきは、その微かな、「このまま放っておいても大丈夫ではないか」という思いの方である。

この思いに従った行動をとることは、驚く程効果がある。なぜなら、短期的には非常に見分けにくい偽のメッセージを、無視し易くなるからである。

⑰第三者の視点で物事を判断し、行動すべし。

これは、どういうことかというと、強迫観念に襲われた時、自分のよく知っている友人達ならどのように行動するだろうか、会社の上司や同僚ならどのような行動をとるだろうか、といったことを参考にすることである。なぜなら、その人達がとると思われる行動が正常な人のとる行動であり、我々が見習わなければならない行動だからである。

例えば、自分が汚いと思っている物があったとしよう。そして、普段はできるだけそれには近付かないように努力（これを強迫禁止という）しているものの、何かの拍子に触ってしまったとする。おそらく背筋がゾーッとして、触った部分を直ちに洗いたくなる衝動に駆られるだろう。そんな時、もし他の人（強迫性障害ではない人）ならどうするだろうかと考えてみるのである。他の人が、何事もなかったかのように澄ましているのなら、あなたもそうすべきである。逆に、第三者の殆どが、接触部分を拭いたり、着ていた服を洗濯するのであれば、それは明らかに汚れているのである。

例えば、雨の日に、車が跳ね上げた泥水が、コートに目一杯かかってしまったら、多くの人は自分で洗濯するか、クリーニングに出すだろう。また、道路を歩いていて、頭上から鳥のフンが落ちてきて、髪の毛に付いたら、そのまま放っておく人もいないだろう。それらは強迫観念や強迫行為とは明らかに異なり、正常な感覚に基づく行為と言える。

しかし、これらの第三者が、平気な顔をして気にも留めていない様子なら、それは本当に汚ない物とは考えにくいので、我々が参考にしなければならないところである。

私が言いたいのは、友人の誰々なら、自分が今やろうとしている行為を行うだろうかと自問し、やらないという答えが返ってきたら、やるべきではないということ。あなたが駆られている衝動は、間違った、あるいは行き過ぎた過剰な衝動で、その時はあなたにとって正しい行為のように思えても、実は間違った行為なのである。

したがって、強迫行為への衝動に駆られた時、大事なことは、一歩下がって冷静に第三者の視点で物事を考え、行動を起こすことである。そうすれば、結果的に、自分を正しい方向へと導くことができるようになる。

⑱強迫観念は、何度もしつこく襲ってくることを心得るべし。

強迫観念というものは、もうこれで大丈夫だと思っても、またいつ何時襲ってくるか分からない。それくらい執拗なものである。

しかし、そんな時でも決してがっかりすることはない。いつも通り、慌てず、落ち着いて対処すればよい。強迫性障害になる人というのは、本質的に強迫観念が浮かび易い脳構造になっているらしい。訓練によって、強迫観念が浮びにくくなったり、浮んでも直ぐ消えていくようにはなるが、全く強迫観念が浮かばなくなるかどうかは、正直私も確信が持てない。

ここで私が言いたいのは、強迫性障害の人は、長年の積み重ねによつて、どうしても強迫観念が浮かび易くなっているので、決して油断してはいけないということ。

もう良くなった、もう大丈夫と思っていても、長年に渡って染みついた癖みたいなものなので、そう一朝一夕には消失してしまうものではない。それを心得て、「ああ、またか、せっかく治ったと思っていたのに」とがっかりせず、「こういうものだ」くらいに考えて、落ち着いて対処しなければならない。

⑲強迫観念に襲われている時は、放っておけば、その強い衝動がいつまでも続くように思われるが、それは錯覚である。どんなに強い恐怖感や不安感でも必ず治まる。

これも、今までの鉄則と類似した内容で、表現方法を変えただけのように思われるかもしれないが、この鉄則も非常に重要である。

強迫観念に襲われ、そのまま放っておくとしよう。つまり、強迫行為をしなければ、恐怖感がいつまでも続くように思える時である。その時は、この強迫観念は、強迫行為をしなければ、絶対に消えることはないなどと、本気で思えるのである。

しかし、それも本人の錯覚なのである。通常、様々な強迫観念に襲われ、ありとあらゆる強迫行為で立ち向かおうとするが、どんどん強迫観念が飛び火するだけで、最終的には何かの強迫観念が残ってしまうことが多い。

そして、その強迫観念を打ち消すためには、またそれに応じた強迫行為を行わなければならないが、それを行うと、また飛び火して他の強迫観念が浮かび、いつまでたっても終らないことを知っているため、もう強迫行為は行いたくないのである。その一方で、そのまま放置しておけば、最後に浮んだ強迫観念が、いつまでも気になるように思い、どうしてよいか分からなくなってしまうのである。

そのような場合、結論から申し上げると、最後に残った強迫観念であろうが、途中に必死の思いで打ち消した強迫観念であろうが、実は皆同じで、嘘のメッセージだから気にすることはないということ。

したがって、死ぬような思いで行っていた強迫行為は、本当は全く意味のない行動だったのである。途中、強迫行為で消したから安心、最後の観念は打ち消していないから不安、などと考えるのも、皆間違った考えである。最後に残った強迫観念に対して、強迫行為を行ったかどうかなんて、現実とは何の関係もないことなのである。

そして、最後に強迫行為を行わなかった強迫観念も、いつまでも続くことは決してなく、時間とともに薄れ、やがてはそれも嘘のメッセージだったと確信できる時が必ずくる。

強迫観念に襲われている時は、正しい判断力が失われていることを心得るべし。その時に何が正しい、何が正しくないと言っても、所詮歪んだ判断力に基づいて行動していることを、十分に認識しなければいけない。

⑳まず安心してからがんばろうとすることは、やめるべし。不安のままがんばるべきである。

強迫性障害の人達は、人一倍欲望が旺盛で、良い仕事がしたい、完璧に物事を仕上げたい、良い結果を残したいなどと考えていることが多い。

一方で、神経質で細かい点にまでよく気が付くので、それらの欲望を旨く達成するために妨げとなる要因についても、人一倍気付き易いのである。

そこで、それらの人が陥る罠が、その妨げとなる要因を取り除いてから大いにがんばろうとすることである。これをやり始めるとますます集中できなくなり、本来持っている力を十分に発揮できないまま終わってしまうようになる。

したがって、それらの人々が採るべき行動は、やらなければならないことにとって妨げと感じることはそのまま感じながら、本来やるべきことをやり続けることである。

そうすることによって、確かに最初の数分、あるいは数十分は気になり、本来やらなければならないことに集中できないかもしれないが、そこで屈してはいけない。気になりながらも続けていくと、やがて気にならなくなってくる。

不安のまま努力するよう心がけること。そうすれば、不安を解消してからがんばろうと努力することよりも、結果的に早く物事に集中し直せるようになる。自信と喜びとともに。

㉑同じ所（気になる箇所）を何度も見てはいけない。

例を挙げて説明しよう。何かの拍子に手や体の一部分をどこかに擦り、切れたかもしれないと思ったとしよう。普通の人なら、その部分を全く見ないかもしれないし、さっとだけ見て血が出ていなければ、それでおしまいである。仮に血が出ていたとしても、少々の出血なら放っておくか、絆創膏を貼り、特に気にも留めないだろう。

しかし、同じようなケースでも、その傷口から黴菌が入り、何かの病気に感染することを極度に恐れている人がいたとするならば、全く違った対応になってくる。

切れたかもしれないと思われる部分を、何度も何度も食い入るように見てしまい、明らかに出血していないのに安心ができず、しつこく見てしまう。そのうち、手なら手の、ある部分ばかりを見ているために、ほんの僅かに赤っぽくなっている皮膚が気になりだしたり、その付近の赤い毛細血管などが目に止まり、不安感はますます増幅していくようになる。

これも、安心を得ようとして行った過度の確認行為が、結果的に裏目に出てしまった例と言えよう。

これは、手や体のある部分だけに限らず、何でもしつこく凝視していると、今まで気付きもしなかった、些細などうでもよいことが気になりだしたりするということである。

したがって、強迫性障害の人は、絶対気になる箇所を何度も見てはいけない。少なくとも最初の一、二回で留めておくべきである。一、二回見て大丈夫なら、それはもう大丈夫なのである。

㉒恐怖感を持ち堪えれば、やがて安堵感が訪れる。

強迫観念に襲われた時は、その恐怖感をぐっと耐え、持ち堪えることが大切である。とにかく我慢して、なんとか持ち堪えるのである。

これは何も、ずっと我慢しなければならないということではなく、不安が静まるまでのほんの数分、あるいは数十分でよいのだ。それでも不安が静まらなければ、徐々に時間を延長していき、その間、決して強迫行為への衝動に負けてはいけない。

そうすれば、正に安堵感という言葉がピタリとくる感覚が得られるものである。

㉓もういいや、という思い切りも必要である。

強迫観念が浮かび、それに応じた強迫行為を行いたい衝動に駆られる。しかし、時として強迫行為が許される場面ばかりとは限らない。

例えば、午後の2時に大切な顧客と約束をしていたとしよう。予定通り、1時50分にはその会社に到着し、これからという時に、本人特有のなんらかの強迫観念が浮んだとする。

「しまった、これから大切な顧客に会わなければいけない大事な時に、なぜこんな強迫観念に襲われてしまったんだろう。2時までにはもう後僅かしかない。この間でなんとかしてこの強迫観念を消してから顧客に会おう」と考えるかもしれない。

なぜなら、その強迫観念を抱いたまま顧客と会うと、強迫観念が気になって話に集中できなくなったり、まとまる話もまとまらないようになるかもしれないと考えるからである。

そこで、その僅か数分の間に、必死の思いでそれに応じた強迫行為を繰り返すのだが、決定打が打てず、時計を見ればもう既に1時58分、こんなことをしていたら、大切な顧客との約束に遅れてしまう。しかも、本当は時間通りに到着しているにもかかわらずである。

こういう場合は、強迫観念が気になろうが、思うような強迫行為が成功しなかろうが、もう思い切って会社の門を叩くべきである。これは当たり前のことなのだが、ひどい場合になると、約束の時間に遅れてでも、自分の強迫観念を消すことを優先してしまう人もいるはずである。

そして、平静を装って、「すいません、車が混んでいたものですから」等の、当たりさわりのない嘘をついて、その場はなんとか凌ぐのである。でも本人の中では、きっと複雑な心境がかけ巡っているに違いない。なぜなら、自分はあの時強迫観念さえ浮かばなければ時間に間に合っていたし、こんなバカげた嘘もつく必要もなかったのに、と非常に悔しい思いをしているからである。

しかし、このケースでは、決定的に間違っている箇所が一つある。強迫観念が浮かばなければ時間に間に合っていたと本人は思っているかもしれないが、それは間違いで、正確には、強迫行為をしたから時間に間に合わなかったのである。

この違いを体で覚えることは、非常に重要である。つまり、思い切って強迫行為を行わず、気になりながらも会社の門を叩き、約束をしている人と会い、会話を始めてしまうのである。強迫観念を無視した時はいつもそうだが、この場合も最初は気になっているかもしれない。しかし、無理矢理にでも話の方に気を傾けていると、次第に正常な感覚を取り戻し、強迫観念から徐々に解放され、気分が晴れてくるにしたがい、話の方にもより集中できるようになってくるものである。

もう一度言おう。決して大切な用事よりも強迫行為の方を優先してはならない。2時の約束があるなら、どんな衝動に駆られても2時に訪問しなければならない。

会社の駐車場に到着した時間が既に1時50分ならば、強迫行為なんかしている暇はない(仮に十分な時間があったとしても、もちろんしてはいけない)のだから、思い切ってさっさと会社に入ってしまうべきである。「もう強迫観念を持ったままでもいいいや」といった思い切りと開き直りも必要なのである。

㉔何が何でも無菌室を保とうとしてはいけない。

これも、100%を望んではいけないということに通じるが、ある空間やある一室、または自分の着ている服でもよいが、常に完全に奇麗な状態を、何がなんでも保とうとしてはいけない。

不潔恐怖の人は、よく、汚ないと思っている物を、奇麗と思っている空間に入れることを極端に嫌う傾向がある。例えば、奇麗だと思っている自分の部屋や車の中に、汚いと思っているカバン等を無造作に他人に置かれたりすると、たまらなく不快な気分になる。そして、通常、奇麗な物と汚い物を分けて整理していることが多い。また、汚い物を触った手では、決して奇麗な物を触ろうとはしない。

しかし、生活をしていくうえで、それらの奇麗な物と汚い物を、止むを得ずいっしょにしなければいけない時が必ずくる。そのごく普通の出来事の度に、驚き、恐怖し、アルコールティッシュなどで消毒していたのでは、いくら精神力や体力があっても疲れきってしまう。

少々汚いと思っている物が、奇麗だと思っている物に付いたってよいではないか。完璧を求めてはいけない。この世の中には残念ながら奇麗な物ばかりが存在しているわけではない。表現は悪いかもしれないが、不潔と感じる人もいるし、汚い物も存在する。それが世の常である。

ここからここまでの範囲については、何が何でも汚いと思っている物を入れてはいけない、などと思ってはならない。良い意味での妥協が必要である。

㉕強迫性障害の人が思っていること、あるいは感じていることは、１００％間違っていたり、全く根拠のないものではないかもしれないところがやっかいなところではあるが、その思いや感じ方は、明らかに行き過ぎていることも事実である。

これが、強迫性障害がなかなか治りにくい理由の一つかもしれない。なぜなら、「誰がどう考えても、その人が恐れているようなことは起こらない」と、１００％確信が持てることなら、強迫観念にはならないと思われるからである。

例えば、スーパー等で買い物をし、レジに並んだ際に、前の人がひどく咳き込んでいたとする。「もしかしたらこの人は風邪をひいているかもしれないし、花粉症かもしれない。はたまた、もっと重い病気かもしれない」などと考えているうちに恐くなってきて、並んでいるレジの列をわざわざ他のレジに並び変えたりする。

これも一種の軽い強迫行為と言える。なぜなら、普通の人はそこまで神経を尖らせていないため、わざわざレジの列を変えたりはしないからである。

ご存じの通り、スーパー等では、自分が買い物篭に入れた商品は、前の人の買い物篭に入れられる。ということは、必然的に前の人が持っていた篭を持たなければならなくなる。つまり、ここで重要なことは、風邪なら風邪が絶対に移らないという保証はどこにもないということである。もしかしたらそれが原因で本当に風邪が移ってしまうかもしれない。ここが非常にやっかいなところである。

したがって、レジの列を変えた自分の行動が、正当化されてしまうおそれがあるのだ。これは確率論的なものになるかもしれないが問題は、可能性の低い「移る」ということに必死になって、他人が見ればなぜ列を変えたのか分からないようなことまでして列を変えるのがよいのか、ぐっと耐えてあまり深く考えずに列を変えない方がよいのか、どちらがよいかということなのだ。だが、実際殆どの人は、その程度のことでは列を変えたりはしない。ということは、やはりその程度のことで列を変えるという行為は、行き過ぎていると言わざるを得ない。

　このように、強迫性障害の人の強迫行為は、一見、正当化しようと思えばできなくもないところがやっかいなところで、それが落し穴かもしれないが、それらの行為は、いずれも明らかに行き過ぎた行為であることも、間違いのない事実である。

　こんなことを書いているということは、実はこれも私の体験談だからである。しかし、私はそんなことをしてまでレジの列を変えることが本当に必要なことなのか、それとも気になりながらも列を変えない方がよいのかを冷静に考えた場合、私の結論は列を変えない方がより幸せだということになった。もしかしたら、それで本当に風邪が移ってしまうかもしれない。でもそれでもいいじゃないか。おそらくその確率は思っているよりもずっと低いはずである。だったら、他人から見れば訳の分からない理由でレジの列を変えたりせずに、このまま並んでいようと思ったのである。

強迫行為を我慢した時は、いつもそうであるように、この場合もやはり数分後には、「ああ、レジを変えなくてよかった」と思えたのである。少なくとも、思い過ごしの強迫観念に従わなかった自分に自信が持て、喜びが湧いてくる。

強迫観念は実に様々で、全く根拠のないものから、もしかしたら起こるかもしれないと思えるものまで存在する。しかしいずれにしても、全てにおいて絶対といっていい程考えすぎで、行き過ぎた思いであることは、間違いのない事実である。

㉖言うは易し、行うは難し。

これらの鉄則を読んでいて、きっと「言うは易し、行うは難し」と思っておられる方もいることだろう。確かにその通りで、いくら理屈を言っても、それを実行できなければ意味がない。そして、これらの鉄則を実行することは、確かに非常に難しい作業であることも事実である。実行段階で強い強迫行為への衝動に負けて、何度も挫折するかもしれない。

しかし、酷な言い方かもしれないが、実行するしか強迫性障害を治す方法はない。これは、放っておいて（強迫行為を続けている限りという意味）決して治るものではなく、積極的に自分の行動を変えることによってしか、根本的に治す方法はない。

ここのところを強く認識して、強迫行為への強い衝動を無視するということを、どうか実行していただきたい。非常に難しいことは私も十分承知している。それでも、がんばって実行するしか道はないのである。

㉗触る必要のない時まで無理に触る必要はないが、触る必要が生じた場合は迷わず触るべし。そして、その後、気になっても手を洗ってはいけない。

不潔を極端に嫌う人、いわゆる不潔恐怖症の人には、その人特有の汚いと思っているものがある。普段は、できるだけそれらには近付こうとせず、万が一触ろうものなら、慌てて手を洗いにいく。そして、ようやく落ち着いた気持ちになれるのである。

しかし、普段我々が生活をしていくうえで、いつもいつも、そう旨く思い通りにできるとは限らない。むしろ、思い通りに事が運べないことの方が多いのではないか。

会社や学校に行けば、本人特有の汚いと思っている物があるかもしれないし、絶対それらを触らずに、仕事や勉強がスムーズに運ぶとも考えにくい。また、会社や学校だけに限らず、本人が汚いと思っている物は他にもあるかもしれない。

例えば、会社等で個人的に不潔だと思っている人がいるとする。その人の触ったものは何でも汚く感じられ、直接手渡された書類や、酷くなると、間接的に触っても気になって仕方がなくなり、その後、直ぐに手を洗いに行ったりする。そして、ひと安心して手洗場から帰ってくるのである。

しかし、こういうことを繰り返しているとどうなるか。答えは簡単、しょっちゅう手を洗いに行かなくてはならなくなる。ひいては、その人に触られやしないかと怯えながら、その人の触ったコピー機やＦＡＸ、電話機など、ありとあらゆるものが汚く感じられるようになり、とても、まともな仕事ができるような状態ではなくなってしまう。

そして、その「気になる人」を、絶えず見張るようになる。当然、仕事に集中できるはずもなく、ストレスが高じるばかりである。そんな場合でも、どうしてもその人の触った書類を触らなければいけない時が必ずくる。本心は触りたくない、でも状況がそれを許してくれない時もある。なんとかして、この書類を触らずに済む方法はないものかと頭をフル回転させるのだが、考えれば考える程、余計に汚いという気持ちが強くなり、ますます触りたくなくなるようになる。

本当は、そこまで追い込まれるまでに、さっさと触ってしまうことが大切である。そして、その後、手を洗いたいという衝動は無視して、そのままにしておくのである。これも一つの訓練である。訓練をしないことには、いつまでたっても同じ事の繰り返しである。

確かに手を洗えばすっとするかもしれない。しかし、それはほんの一時的なもので、じきに打ち砕かれる安心感だということを、肝に銘じておかなくてはならない。

強迫性障害の人なら十分理解できると思うが、例えば必死の思いで行った電話機の清掃の後、直ぐにまた汚いと思っている人に使用された時の落胆といったら、正に必死の思いで並べた無数のドミノを、他人に倒されてしまうようなものである。

なぜなら、電話機の清掃とひと口に言っても、普通の人の拭き方ではないからだ。普通にさっと拭く程度のものなら、そこまで落胆しないだろう。しかし、不潔恐怖の人の、気になる箇所の清掃は、明らかに度を越したもので、気の済むまでとことん拭いたり、その人特有の儀式的な順序に従って拭いている場合もあるからだ。

したがって、それらの骨の折れる作業を、たった今、必死の思いでやり遂げたにもかかわらず、また直ぐにそれをやらなければならないショックは、経験者にしか分からない、精神的、肉体的苦痛である。

どうだろう、汚いと思っている物や人に触る必要が生じた時は、ここらで思い切って触ってみてはいかがなものか。そして、とりあえずは、しばらくの間でもよいから手を洗わずに、どんどんそのままの手で他の事に着手していってみてはどうか。

そうすれば、しばらくの間は確かに気持ちが悪くてたまらないかもしれないが、少なくとも必死の思いで清掃をしなくて済むようになるし、いちいち気になる人や物を監視しなくても済む。やがては、あれ程汚いと思っていたものが、さほど汚いと感じないようになってきて、以前の自分は、明らかに行き過ぎた感覚を持っていたことに気付くようになる。

こうなればしめたもので、強迫行為という非常に骨の折れる作業と、気持ちが悪いという強迫観念の二重の苦しみから解放されるようになる。

そのためには、汚いと思っているものでも、触る必要の生じた時は、迷わず触り、その後手を洗いたいという衝動に抵抗することが大切である。

㉘不潔を極端に嫌う人は、余りにも奇麗な物に基準を置き過ぎている。

不潔に関する恐怖症の話が続くが、それらの人は大抵の場合、自分達の意識の中で、汚い物と奇麗な物とを明確に分類しているものである。そして、その汚い物と奇麗な物を、決していっしょにすることはなく、別々に整理や保管をしていることが多い。

　そして、本人の中では、常に奇麗な物を中心に物事を考えていると言ってもよい。というより、本人が奇麗だと思っているものが正しいもので、汚いと思っているものは、あってはならないものなのである。

　そして、その汚いと思っているものを、何としても排除しようとするところに無理が生じるのである。例えば、汚いと思っているものを触った手で、奇麗なものを触るのがいやなため、そのような場合は、まず手を洗ってから奇麗なものに触ろうとする。あるいは、汚いものを触る時に、ティッシュや手袋を使用したりする。

　これは明らかに、奇麗なものを中心に物事を考えて行動している証拠である。しかし、これも繰り返していると、日常生活のありとあらゆる場面で、本当は必要もないのに手を洗ってばかりいなくてはならなくなる。こちらも相当な苦痛を伴う作業と言える。

　こういった場合は、本人の奇麗、汚いの境界線を、少し下げてみるのも一つの方法である。一気に下げるのが難しければ、まずはほんの少しだけ下げてみるのである。例えば、汚いと思っているものに、Ａ、Ｂ、Ｃの三段階のランク付けをし、Ａが最も強く汚いと感じるもの、Ｂが中程度、そしてＣが比較的ましだと感じているものとする。そして、まずはＣのものを触った後は絶対手を洗わないようにする。

　そうすれば、今までは境界線がＣとＤの間にあったものが、ＢとＣの間に移行し、それだけ手を洗わずに着手できる範囲が拡大したことになる。やはり、これも初めは苦痛を伴うが、やっていると薄れてくる。その辺の新たな感覚が掴めれば、「できるかもしれない」という勇気が湧いてきて、今度は境界線をＡとＢの間まで持っていくように努力する。このように、少しずつ奇麗と汚いの境界線を上げていくことによって、以前なら汚いと思っていたものに触った後で、手を洗わずに、奇麗と思っているものに触っても、平気でいられるようになる。

㉙強迫性障害は、一言で言ってしまえば、単なる間違った思い込みである。

人間というのは、常に自分の認識が正しいとは限らない。よく、以前はこのことに対しては、このように思っていたが、実はこうだったんだと、後になって考え方や捉え方が変ったりすることがある。

強迫性障害の場合は正にそれである。私は、車を運転するのが好きで、よく目的がなくとも気分転換に車を走らせるのだが、一時期、その排気ガスに異常なくらい神経を使った時があった。運転中は気にならないのだが、真夏や真冬の停車中などは、エンジンを切ると、暑すぎたり、寒すぎたりしてどうしても耐えられないため、停車中でもエンジンをかけたままにすることがある。

　そんな時、近くにお地蔵様がおられる所であった場合などは、私の車から出る排気ガスのせいで、いやな思いをしておられるのではないかと考え、直ぐに謝ったりしたものである。しかし、私の住む街では、至る所にお地蔵様がおられ、そのようなことをしていると切りがなく、いちいち停車する場所に神経を尖らせていなければならないようになってしまう。

　また、たまたま停車した場所、というより方角、それも排気ガスの出る後方の方角に大きな山があり、その山の頂上付近にお寺があることを思い出し、直ぐさまその場所を離れたこともある。停車していた場所からそのお寺までは、かなりの距離があるにもかかわらずである。

　これは、神様や仏様、神社仏閣等に対して、無礼があってはならないという思いが、強く働きすぎているためといってよい。

　しかし、これらの行為も、振り返ってみると、やはり行き過ぎた行為であったと言わざるを得ない。その時は、自分の行っている行為（強迫行為）が正しいことのように思いがちだが、後で落ち着いて考えてみると、明らかに間違った認識であったことが確信できる。

㉚本当は、強迫行為を行うことの方が、強迫行為を行わないことよりも、遙かにしんどいことである。

体験者なら解ると思うが、強迫行為は本当に骨の折れる作業である。自分が汚いと思っているものを拭くのでも、単なる清掃とは違って、入念に拭かなければならないからだ。やっとの思いで拭いたものでも、そのまま本人が奇麗と思っている状態はそう長い間は続かないため、再び同じような拭き方で拭くという作業が必要になってくる。

本人も、できることなら強迫行為など行いたくはないが、「やれ」という命令があまりにも強いため、やらざるを得ないと思っている。強迫行為をしないと、確かに不安で心がはち切れんばかりになりそうな時もある。しかし、それで安心できるのはその場だけで、あくまで一時的なものである。

したがって、思い切って、強迫行為を今すぐばっさりと止めることが重要である。そうすれば、自由で楽な生活が送れるようになる。気持ちが悪いのを我慢しなければいけないのは、ある一定期間だけで、強迫行為をしなければ、何もそのいやな思いがずっと続くわけではない。そのことは実行してはじめて分かることである。

今まで、直ぐに手を洗いに行ったり、直ぐに謝ったり、儀式的な行為をしていた自分が、いかにバカだったかが分かるようになる。

㉛小さな一歩は、大躍進への一歩である。

これは、まず、比較的ましだと思っている強迫行為から我慢することによって、大丈夫だという感覚を会得することを意味している。簡単なものから着手し、強迫行為を我慢する。そうすることによって、強迫行為をしなくても大丈夫なんだ、時間を置けば気が変わるんだ、という実感が得られる。

そしてこれは、比較的軽度な強迫行為も、重度な強迫行為も、理屈は同じであることを理解する訓練になる。したがって、軽いものから手を付けることによって、その原理が体で実感できるところに意義がある。その感覚を大切にして、徐々に重いものへとチャレンジしていけばよい。

まず簡単なことから着手すること。その一歩が大躍進への一歩なのである。

㉜強迫行為がいかにバカバカしいものかは、強迫行為を止めてはじめて分かるものであって、そのことをいくら頭で理解しようとしても無理である。

強迫観念や強迫行為が、いかにバカバカしいものであるかを、頭で理解しようとしてはいけない。そのことに対して必要以上に強く意識してしまうだけである。

大事なのは、頭で理解することではなく、体で実行（強迫行為を行わないこと）することである。その結果というか、褒美として、後からそのことが理解できるようになる。

㉝数字や迷信、ジンクス等にこだわり過ぎてはいけない。

強迫性障害の人は、絶対数字にこだわってはいけない。よく、7はラッキーな数字で好まれ、4は死を連想し、9は苦だからなどといって敬遠される傾向がある。マンションや病院などでも、意識的に4という数字を避けている場合が多い。

普通の人が、ラッキーセブンとか、4や9、42などが不吉だからといって、苦痛を伴わずに言っている分には構わないが、強迫性障害の人は、そのようにあっさりとしたものではなく、苦痛を伴っているから問題なのである。

そして、本来やらなければいけないことをやる際にも、過度に数字にこだわりすぎて、身動きがとれなくなったり、何よりも数字の方を優先した行動をとったりする。また、そのことを止めたいとも考えている。

本来、数字の4などは、たまたま日本語の死という字と、発音が同じであるということでしかなく、また9は、苦と発音できるということ以外に何の共通点もない。

強迫性障害の人は、決して数字の良し悪しにこだわって、あるいはそれに基づいて行動してはいけない。なぜなら、行動範囲が非常に狭くなり、スムーズな社会生活が営めなくなるからである。

このことは、数字だけに限らず、迷信やジンクスなどについても、全く同じことが言える。

㉞所詮すべてはただの強迫観念だ。現実とは何の関係もない。

あなたが今、何らかの強迫観念に悩まされていたとしよう。それはどんなことでもよい。ただ、全てにおいて共通して言えることは、それらはただの強迫観念であって、現実とは何の関係もないということだ。

どんな症状であっても、あなたが恐れているような結果を招いたりは絶対しないということ。所詮、すべてはただの強迫観念だからである。

㉟これらの鉄則も、実行しなければ意味がない。

以上、この鉄則も含めて、35項目に渡って述べてきたが、くれぐれも勘違いしてほしくないのは、これらの鉄則をいくら読んでも、実行しなければ絶対治らないということである。

これらの鉄則を実行に移すのは、確かに難しい。しかし、実行する以外に治す方法はない。また、簡単に実行に移す方法もないと思っていただいてよいだろう。治すためには必ず苦痛が伴うことは避けられないのだ。

歯の治療と同じである。歯の治療などは、通常、痛みを伴うことが殆どである。だからといって、虫歯や歯槽膿漏をそのまま放っておいては、もっと痛い目に遭う。それと同じで、強迫性障害も、積極的に治す努力をする必要がある。いつまでも放っておいては(強迫行為を続けていれば)、もっと酷い痛みに見舞われることになることを心得るべきである。

著者プロフィール

田村 浩二（たむら こうじ）

1967年京都市生まれ

著書

『強迫性障害・聞きたいこと知りたいこと』星和書店

『実体験に基づくうつ病対処マニュアル50か条』星和書店

『強迫性障害は治ります！』ハート出版

『うつ再発　休職中の告白』ハート出版

現在、個別の相談事業も行っています。詳しくは、田村浩二強迫性障害コンサルティングファームのホームページhttp://www.ocd-consulting.jp/index.htmlを参照ください。

実体験に基づく強迫性障害克服の鉄則35

2001年11月15日　初版第１刷発行

2024年12月15日　初版第17刷発行

著　者　田村 浩二

発行者　瓜谷 綱延

発行所　株式会社文芸社

〒160-0022　東京都新宿区新宿１－10－１

電話　03-5369-3060（代表）

03-5369-2299（販売）

印刷所　株式会社平河工業社

ISBN4-8355-2771-2